PAR M. N. TIBAULT

EN MÉDECINE ET DOYEN DE LA DITE
FACULTÉ A LENGRES.

Bibliotheca Borvoniensis du Dr E. Bougard

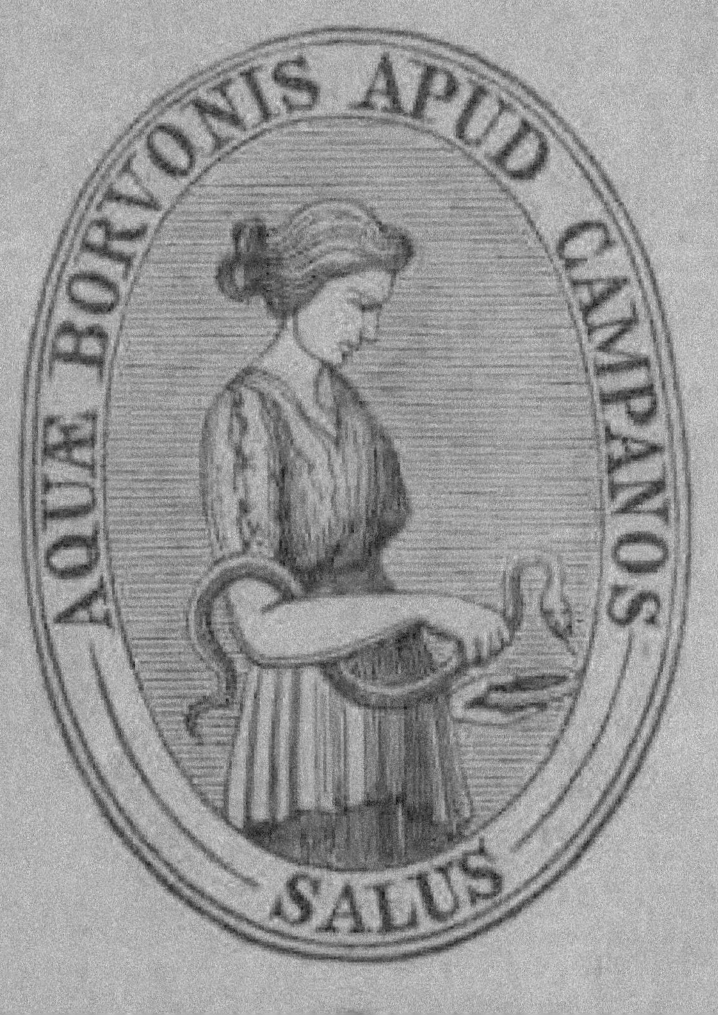

PETIT TRAICTE

DES

EAUX ET BAINS

BOURBONN

CHAUMONT. — TYP. CH. CAVANIOL.

Par M. N. TIBAULT

r en médecine et Doyen de la dite
Faculté a Lengres.

Bibliotheca Borvoniensis du Dr E. Bougar

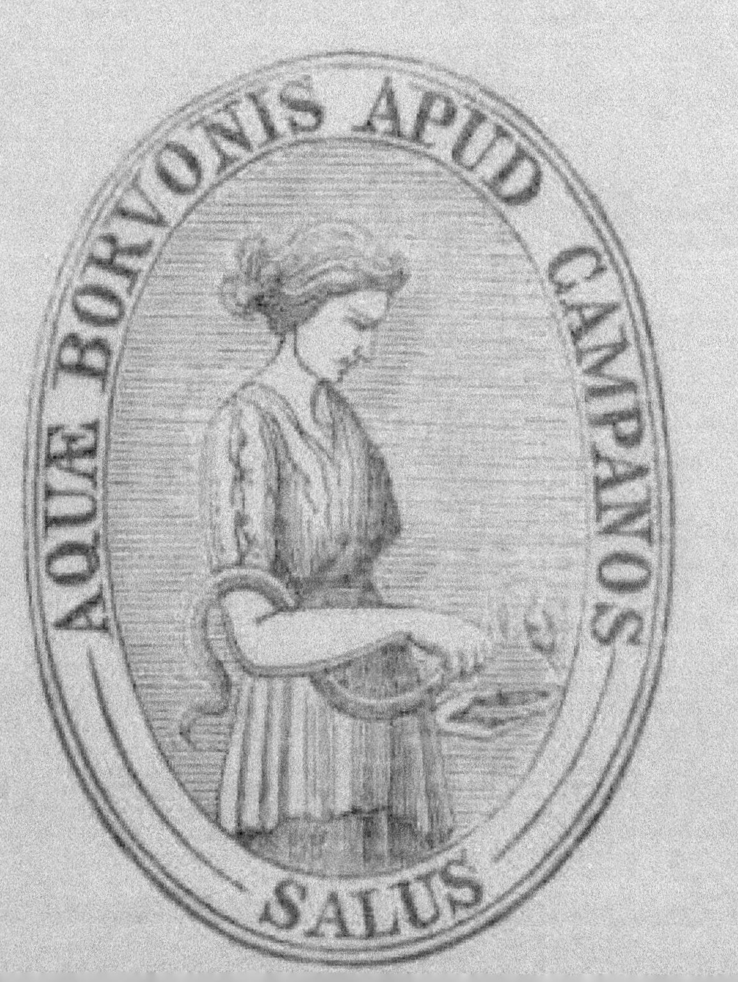

IBAULT.

1658.

Tibault reçut le jour à Langres, où sa ſan
ée : son père s'appelait Denis Tibault, e
Milton. Docteur en médecine et doyen d
s Tibault avait beaucoup d'esprit, était a
ue et touchait parfaitement de la harpe,
ument ſavori.

t on vint lui annoncer que sa ſemme, Cl
laquelle il vivait en grande union, se p

z I. Bovdrot Imprimeur de Monseigneu
e la Ville, ruë des Freres Prescheurs.
Le Long en cite une édition de Paris,
Quelques auteurs ont voulu voir dans ce
troisième édition d'Hubert Jacob. C'e
Abel Jeandet, de Verdun, répète, d'après
e traité du chirurgien Hubert Jacob (15
iècle suivant, représente à lui seul toute
hydrologique de Bourbonne, par de
ions : l'une donnée par l'auteur lui-mê
tre publiée en 1658, avec quelques add
eur Tibault, doyen de la Faculté de L
Personne que nous sachions, n'a parlé
e du chirurgien d'Anrosey, si ce n'est le
er, médecin à Bourbonne pendant la de

s le Bassigny, Lyon, 1590, in-12 (san
publié de nouveau sous le titre suivant
aux et bains de Bourbonne, par Tibault
rot, 1658. « Ce n'est, ajoute Carrère,
lition de l'ouvrage précédent, corrigée
r Tibault, qui en a rendu le style

mier titre n'a aucun rapport avec ceux
ou de l'Hétéropolitain; le millésime seu
celui de Le Bon, et tout nous porte à
en effet de son article dont Buchoz et C
ans le connaître, lequel article, conside
ienté forme le petit Traité de Tibault,
u reste, de la lecture de l'avis de « l'
ı lectevr. »

mier fut imprimé à Lyon en 1590; ce
en fait, et c'est le meilleur des trois.
re à Londres (1) imprimé en 1658; ma
à proprement parler, qu'une traductio
ux langage du premier, ainsi qu'on l
que le libraire a mis à la tête de ce der
troisième est celui de Baudry. Il n'est pa
ert Jacob.

C'est effectivement dans cette dernière
— écrit Berger de Xivrey à M. Hase, –
en 1658, l'ouvrage (celui de Thibault), d
arler, lequel n'est pas la réimpression du
e Bon, car le nouvel auteur y parle le pl
ses propres observations; mais, ainsi
nd le sieur Boudrot, son éditeur, le livre

ire du docteur Chevalier, le seul aute
avoir parlé *de visu*, deux éditions pul
e en 1570, la seconde en 1600.

e livre de Tibault :

'IMPRIMEVR AV LECTEVR

evr, Il y a fort long temps que ie souhaitois d
n public les rares vertus et proprietez des a
urbonne, non tant à raison que ce fameux
y est le lieu de ma naissance, du quel la na
mettre que ie perde le souuenir, qu'au su
ts et cures merueilleuses que l'on reçoit
a conuenable pratique et administration
t vray que i'en auois remarqué quelques c
ncien liuret imprimé à Lyon en l'année 15
lu de vous faire revoir, faute d'autre, et im
ueaux characteres sans rien changer de le

hapitre plus curieux des eaux minerales, de
gine, de leurs effets merueilleux en di
Terre, et beaucoup d'autres curiositez po
ertir les malades pendant le temps de leurs
dant de l'vtilité qui est le but et la fin de

PETIT TRAICTE

DES EAVX ET BA

DE BOVRBONNE

L'ANTIQUITE ET VSAGE DES

CHAPITRE I.

ntiquité des Bains ne se peut mieux tirer q
é de leur vsage; puisque l'homme n'a pas

mier lassé et rompu par le travail...
ous lisons en l'ancienne Mythologie q
ue fit preparer vn bain à Hercules las, r
rès l'exploict de ses faicts genereux. Co
port d'Homere *Iliad* 3. à Vlisses et Diom
rnants de Troie la grande, où ils auoient
me espions, et où ils auoient fait plus
euses, le Poëte remarque que pour les del
plus magnifiquement, on les fit baigner
à table. Et les premiers Romains, qui
rincipal soin à la guerre, et au manieme
d'armes, et se plaisoient aux combats, lu
tres pareils exercices, qui les chargeoie
le, sueurs, huille, et graisse, ne retour
s diuertissements laborieux, ny des fatigu
s se lauer et baigner : Laquelle coustum
s'espandre par toutes sortes de nations,
auparauant par nécessité, se tourna bie
me on a reconnu en la multitude des
efois à Rome par les Empereurs et autres,
ptuosité et magnificence, que les vns es
rbre et de jaspe, les autres d'airain et d'a

luë pour se baigner, qu'elles ressembloien
rouinces qu'à des maisons et edifices. *C*
s mots, *Marcum Agrippam, ut populo pl*
ptuaginta balnea seu lacus in Prouinciar
gratuita præbuisse. Ce qui fut aussi p
ereur Antonin lequel pour s'acquerir de n
du peuple luy accorda aussi gratuitemer
que la coustume fut alors de donner certa
oye pour chaque bain.

eph Historien tres-graue fait mention d
eux ez fameuses villes de Damas, de Tri
naïde : et en ce temps l'Histoire Turque
description de l'appareil magnifique, et
que les Femmes Turques recherchent
ire de leurs bains.

l'on conclud que fort peu de nations
ayent pratiqué, ou ne pratiquent encore
r volupté, soit par necessité. Nous laisser
à la mollesse Asiatique, Italienne et T
ous arrester aux derniers, que les anci
oient desia Sacrez à raison de leurs gra
cure des maladies, et qui encore en be

as este besoin de faire ce Chapitre, si le
ne estoit aussi connu des Estrangers, co
gens du païs et de toutes les contrées voi
entent non seulement pour l'vsage et pr
, mais aussi à raison du grand commerce
ux marchez publiques qui s'y tiennent c
'ez foires celebres en diuers temps de l'a
ce Bourg fameux en trafic par dessus
signy : Mais d'autant que toutes ces part
plus part inconnuës aux Estrangers, e
ieurs personnes de consideration des Pro
s, se pourroient disposer plus facilemen
equentation de ces Bains, s'ils en auoien
connoissance c'est pour leur instructi
que ce chapitre est fait, afin qu'estant inf
condition dudit lieu, de ses maisons et
es commoditez, tant pour les viures qu'
et de la capacité, adresse et dexterité de
nées au seruice et traictement des malad
lus facilement à ces Bains, et y recor
les salutaires piscines l'estat fleurissant d
nté, par la guerison de leurs longues

EO MAMMONÆ GALATINIVS ROMANVS I
ALVTE COCILLÆ VXORIS EIVS EX VOTO

tient aussi qu'autrefois estoit en ce lieu v
mains, comme il se voit ez monumens et
sont trouuez en la forest de Coiffy-le-bas,
ulgairement le cimetiere des Sarrazins, et
cupoit tout le Voge et les montagnes de D
pourquoy ce Bourg estoit autrefois tres-p
sé de plus de huict cens maisons; mais
eduit à la moitié, tant par l'ancienne deua
que par les nouuelles hostilitez, incendi
degasts des ennemis de l'Estat, depuis la
et la cruelle guerre de nostre temps.

ore de ces ruines est-il resté vn Chaste
embelly, muny et gardé, situé en la coll
e, honoré de la demeure et residence de
nts Seigneurs de la Maison de Livron, et p
uy par Messire Charles de Livron Marc
heualier des Ordres du Roy, et son Lie
agne. Ce Chasteau sert d'asyle et de lieu
rsonnes, tant du païs qu'estrangeres, qui
esté receuës fort ciuilement dans les vrge

uoisins ; mais principalement pour la
uernement des malades estrangers et de
nt pas les facultez ny les moyens d'emn
rs Medecins ordinaires dans le temps et l
bains.

es Chirurgiens et Apothicaires n'y manquer
administrer methodiquement les Remèd
n la preparation des corps auant l'vsag
r remedier à tous les mauuais symptor
i peuuent suruenir pendant le temps et pr

t vous y auez la facilité des viures et
ix, soit que les hostes des logements vo
soit que vous mesmes les fassiez prepa
ans vos chambres toutes garnies ; estant
ecouurer et acheter dans les marchez p
quents en ce lieu : Et de plus tout ce c
pour ne se point ennuyer ny languir p
qui se font en ce lieu des personnes de
ferentes professions, et de dissemblables

insi preparé et disposé pour le logement,

n ne peut donner au public vne plus ent
e de l'estat present de ces Bains, qu'en
ription qui en fut faite par l'Autheur de ce
qu'estant appelé au Chasteau de la Neuf
e du lieu, il se porta exprès à Bourbonne
e de Noble Claude Piot Conseiller Magistr
ege Presidial de Lengres, et cy-deuant Ma
, de Iean Aubertin Chirurgien, Erard Franç
son Apothicaires audit Bourbonne, on
desdits Bains, qui fut le Mardy 5 Octo
l'estat fut dressé en mesme temps en la
on. Et encores en l'année 1653 au mois de
an Balley ancien Apothicaire, et Hubert
en audit lieu, y estant appelé pour le tr
et puissante Dame D. Anne Destoges Da
rquise de Bourbonne. qui depuis vn moi
d'vne fièvre continue symptomatique, ent
ux rheumatisme, dont elle fut heureuse
moins de huict jours.

ır auoir donc cette parfaite connoissance
ierement considerer la source des Bains

es susdits, il se soit trouué ces années
s-beau simple dans le milieu de cette
ans se faner ny flestrir? Lequel simple
r dire, par vn fameux Medecin de Nancy
ueille : mais du moins deuoit-il en laisse
e pas fruster entierement les esprits cur
d'vne si grande rareté.

nise dans vn verre paroist tres-pure et
eut boire bien-tost apres nonobstant sa
plus chaude est-elle beuë, tant moins est
u goust : et la raison en est que les esprit
feu qui l'eschauffent estant promptement
este à cette eau rafroidie que le sel plus g
re qui la rend en quelque façon amere e
par consequent moins plaisante et agreal
doit donc boire chaude pour estre moins
profitable comme à present on la boit,
elques années il se pratique, comme on

iere source est conduite par vn canal sou
nt la ruë, dans vne avtre distante d'ent
s, où elle est receuë dans vn grand rese

vertu.

st a remarquer qu'auprès de cette premie
source des Bains, et en la cour de la m
t Amand, il y a vne très-viue source d'ea
e est aussi conduite par vn canal iusque
n du bain couuert, où estant paruenu, il
autres petits canaux, dont l'vn tire au d
nperer plus ou moins suivant qu'on le dé
a dehors à costé du bain.

la mesme place, et au deuant de la ma
ert se remarque vn grand bain quarre d'e
de diametre, muny de trois ou quatre degr
couuert, et de pareille profondeur ; au mi
plusieurs autres endroits l'on voit bouil
s sources chaudes qui jaillissent du fond, e
e chaleur continuelle. Les rustiques et p
ez se iettent dans ce bain pour se delasser
membres a vn nouueau trauail.

s bas que ledit bain couuert, et enuiron s
n quatriesme bain, nommé communemen
ou plustost Patrice, au suiet d'vn noble Pa
l estant en ce païs, et ayant reconnu qu

nt, qu'aux bords et riuages desdites so
souspiraux se trouue quantité de vray sel
gelé. Ce qui fut aussi obserué en l'essay
a maison dudit Erard François, par l'eb
la premiere source iusques à l'entiere con
elles ne laisserent au fond du vaisseau qu
t net en vne quantité suffisante et proport
l'eau consumée. Ce qui fait coniecturer,
l'ingredient principal, du moins plus co
n la composition de ces eaux. Comme or
chapitre suiuant.

CHALEVR DES EAVX DE BOVRBO

E QUELLES CAUSES ET MINERAUX ELLE PROCEDE

CHAPITRE IV.

eur et les rares vertus de nos Bains
ence celeste, et particulierement d'vn
aspect de la Lune et de Venus sur
s, sur lequel ces deux Planetes *Pecu*
tantiam spiritalem et australem infu
nti et cupri seminibus correspondent
ores termes. De laquelle influence
me fermentées, elles reschauffent, sus
la chaleur naturelle de tous les mem
paralytiques, adoucissent les douleur
ques, leuent les obstructions inueterées
merueilleux effects que nous remarquo
pratique de ces Bains.

que nostre chaleur naturelle soit exc
ce de la Lune et de Venus, cet Authe
aissé qu'vn manuscrit de son ouurage
est tombé en mes mains, comme vn
ancienne Sybille) le preuue en cette s
-la estant de mesme nature que la c
ces de ces planetes, puisque toutes e

eaux reçoiuent du soufre, du bitume, et a
nbustibles et ardents, leur est externe
, ne leur seruant qu'à exciter l'interne e
l'origine et vray principe de leurs action
i, il ne faut plus s'émerueiller (dit ce Mod
nt des puissances et facultez si considera
on vient du Ciel, qui possede éminem
lles et rares proprietez.

on est plus accompagnée de gentillesse
de verité. Car qu'est-il besoin de rec
au Ciel, si en la Terre, et dans son sein
uer les causes de la chaleur de nos Bai
tus et qualitez. *Non sunt multiiplic*
cessitate, dit le Philosophe, *et frustra fi*
otest fieri per pauciora. Or est-il que le
Aristote, nous asseure que la terre contie
es d'esprits et de feu comme d'eaux, don
nées, les autres apparentes. Et d'autant q
nel, il est à propos de l'inserer icy, estar
du docte Budée. *Iam verò Terra co*
se, ut aquæ, ita spiritus ignisque scaturig

imeriques que veritables et reelles. Que
tes la Lune et Venus iettent quelque aspect
qu'ils dominent, n'estant autres que l'a
e, ils ne peuuent ny eux ny leurs esprit
de chaleur qui se trouue en nos eaux,
ux sont froids de leur nature. D'ailleur
tes, qui n'ont qu'vne clarté empruntée du
un de la lumiere et de la chaleur, n'ont
oir pour eschauffer les eaux de nos Bains
e qui en est la source et le distributeur.
eil n'est pas capable d'eschauffer les ea
s de la Terre, puisqu'à peine peut-il esch
uieres et des fontaines qui luy sont ex
ng d'vn esté : donc ces deux planete
oup moins. Finalement ces deux Astres
, aussi bien que le Soleil, et les autres
Mars, Iupiter et Saturne, sont appelez pa
ες πλανῆται, *errantes stellæ*, à cause que
meuuent pas tousiours par mesme en
eurs aspects et influences changent à tou
euroit aussi apporter quelque changen
qui seroient tantost plus, tantost moin

es eaux les eschauffent, et leur donne
rtie des vertus qu'elles ont contre plus
qu'elles ne pourroient pas faire si
ment eschauffées par le feu. *Sunt verò i*
calidæ plerumque admodum salutiferæ
depellendos morbos frigoris noxa contr
uræ beneficio comparatæ; quippe sulph
st, bituminata paralysi, salsa et nitrosa
onimb. in lib. Meteor, tract. 10. *c.* 1.

et exhalaisons sulphurées de nos eaux s
l'odeur forte qui exhale de la source, de
uits où ces eaux passent, et où elles sont
encore plus sensiblement pendant les gr
constitutions du temps humides et plu
les froids, à raison de l'antiperistase, qu
s esprits ignez, sulphurez et bitumineu
it ainsi que la chaleur de nostre feu ordi
equel aussi par ce moyen se rend plus
ps humides, pleins de broüillards et pluu
ces constitutions l'air estant plus dens
empesche l'effumation et dilatation des od
ce moyen sont renduës plus fortes et s

o, ut in aquis ardeat. Conimb, in l. Mete
12. *de ignibus subterraneis c.* 1. C'est pou
meslent de faire des feux d'artifices et de
qui bruslent dans les eaux, ont accoutum
tume. *Nam bitumen rebus siccis exting*
; at sulphur citò consumitur, et accen
instilles, emoritur.

e ces deux mineraux le soufre et le bitu
iere ordinaire et principale des feux sous
vn troisiesme qui entre assez copieux e
de ces eaux : C'est le Sel ; mais vn sel vr
omme on l'a remarqué en l'espreuue cy-
me on collige de la saueur vn peu amere
ux, qui ne prouient que du meslange de
e forte et vehemente chaleur. *Aquæ feru*
te salsæ, quòd per terram exustam p
rum autem omnium cinis salsus est s
. Aristot. in Problem.

cela suffise, pour auoir quelque connoi
de la chaleur de nos eaux, et des min
ocede. Voyons leurs vertus, et si elles

que ces eaux n'agissent pas seulement p
ıalitez, mais encore par les secondes, tr
iesmes, lesquelles dernieres sont appellé
necessaire de dire vn mot de chacune d
x sçauoir les proprietez et vertus qui res
de ces qualitez pour la guerison des ma
premieres, elles sont ainsi appelées à
elles frappent nos sens, et sont conne
par le sentiment du tact. Elles sont qua
chaud, le froid, le sec et l'humide; et d'
inegales en leurs actiuitez et resistance
res par excellence (comme parlent les Ph
ppelées actiues, les deux dernieres passiu
losophes donnent à ces qualitez huit d
les Medecins se contentent de quatre, qu
difficiles à discerner. Et ces quatre pren
etrouuent auec eminence aux quatre Elen
gie et proportion aux mixtes qui en c
la chaleur qui est essentielle au feu, et c

siesme degré, lequel aussi nous donnerons
urbonne, le premier degré estant pour le
l pour celles qui sont mediocrement cha
sme pour celles qui sont tres chaudes, tell
stres, le quatriesme degré appartenant au
secondes qualitez resultent de l'action des
moyen ou disposition de substance d
ilteré et changé. Ainsi, comme c'est le p
r d'attenuer, de rarefier, et de resoudre ;
rer, et restreindre ; de l'humide, de ram
et du sec, d'endurcir ; de là naissent ce
z que nous disons aperitiues, rarefactiue
astringentes, et repercussiues ; remollien
dessechantes, et induratiues, et autres
ong de rapporter.

odeurs et les saueurs sont mises au rang
s qualitez ; mais les indices que l'on tire
connoissance du temperament des mixte
is que ceux qui sont tirez des odeurs, suiu
e Galien, *Lib.* 2. *Simpl. c.* 3. *et* 4. *Et* 4, *e*
23. *Ex odoribus non sunt medicamentorum*
entius quærendæ, quod minimè constans

, que suiuant le dire d'Aristote, *lib. de se*
Theophraste *lib. 6. de causis plantar. c. 1*
ex mixtione sicci cum humido, vi caloris
n externi concoquentis. Les Medecins e
s, dont trois sont attribuées à la chaleur
a salée, et l'amere ; trois au froid, l'aspre,
gre : et trois à vne moyenne temperatu
agineuse, et l'insipide. Les secondes q
uent en nos eaux, sont de ramollir, att
oudre, comme il se voit par les sueurs ; c
, sulphurées ; et pour la saueur, vn peu a

smes qualitez sont celles, suiuant la do
Galien *lib. 5. de simpl. medic. facult.*
omp. medic. per genera c. 8. Quæ per r
finitam materiam et limitatum effectum
liquod denominantur. Telle est la facu
et la semence, d'exciter les mois et les v
, incarner, et cicatriser, de digerer le
et autres semblables ; comme aussi celle
nedicaments prennent plusieurs et diuers
tre dits Cephaliques, Ophthalmiques, P

isser le sang. Et ces troisiesmes facultez s
s eaux en assez bon nombre, d'autant
achiques, Spleniques, Hepatiques et N
vertus cachées ne sont pas conneuës p
par les effects de ces eaux prises interi
manifestes par le boire, que par l'vsage et

quatriesme ordre sont mises les qualitez,
erueilleux effects qu'elles induisent, caus
ment aux hommes et sont dites occultes :
lité vomitiue et purgatiue des medicame
zarum ou Cabaret, de l'Agaric, Sené et R
retique et Sudorifique du Charbon benit,
; la Stupefactiue de la Torpille, espece
gourdit la main des pescheurs qui la tou
ue (j'appelle ainsi la vertu qui esteint les
de laquelle sont doüés l'Agnus castus, e
pretieuse. Finalement la qualité attra
d'Aimant pour le fer, de l'Ambre pour
du poisson appelé Milan pour la limaill
anger en cette classe les Idiosyncrasies
liuiduelles de chacun, par lesquelles l

Bourbonne sont tres abondantes en ces
z, desquelles on a reconnu depuis long te
merueilleux, qu'ils n'ont pû estre rapp
sses des qualitez susdites : c'est pourqu
us leur pouuons donner ce nom d'Occult
autrefois le sentiment de feu Mê Guilla
de nostre Faculté en cette ville de Len
et tres-expert Medecin, lequel par l'es
ans, a obserué en plusieurs perso
, d'vn temperament chaud et bilieux,
reils de ces Bains, qui sembloient n'estre
à des humeurs et maladies froides. A
l'Autheur de ce Traicté souscrit, pour
blables merueilles de ces eaux, per
qu'il a pratiqué avec ledit Sieur Meat, e
s qu'il a repris sa place d'ancien en l

sur toutes ces facultez, nous disons que les
e sont chaudes actuellement iusques au
; et, qu'estant sulphurées, bitumineus
sont encore chaudes et seiches potentiell
areil degré. Partant qu'elles sont propr

ceurs d'estomach causées d'intemperie fro
, pour l'asthme et difficulté de respirer p
umatisme froid en la poictrine, pour les du
s de ratte inueterées, et pour les anciennes
lesentere.

nalement ces eaux estant doüées de ces
itez que nous auons appellées occultes, e
es de produire des effets dignes d'admi
sont ensemble et cathartiques et diaphor
e et purgatiues et sudorifiques. Et bien q
grande contrarieté en ces effets, mesm
cipes le bitume et le soufre, qui ramolli
, et le sel, qui desseiche, affermit et ress
s il y a vn tel accord au meslange de
aires, que conspirant à vne mesme fin et a
de cette mixtion vne proprieté et une ver
st d'vne autre actiuité que ses-dits princip
, et qui est moins capable d'estre conne
ar les sens et le raisonnement, que par
sage frequent. Ce qu'estant ainsi parlons e
lies, esquelles ces eaux sont propres.

istes en la generale diuision du corps hu
n trois ventres, et aux extremitez. Ces
e Cerueau, la Poictrine, et l'Abdomen ou
appellent Ventre superieur, moyen, et
xtremitez sont les Bras et les Iambes, qu
ent *Artus*.

ons cet ordre dans le denombrement
uelles nos eaux sont iugées profitables
par celles qui attaquent le ventre super
ueau, Nous disons que les cephalées ou
e inueterées, les vieilles hemicranies a
nent migraines, les tremblements et deb
prouenant d'vne obstruction de nerfs, e
repite, les paralysies, les conuulsions, ta
occupe tout le corps, que la speciale de
comme celle du visage, du nés, de l'œi
re semblable, la debilité de memoire p
e froide, les affections carotiques et cata
lleurs de dents et d'oreilles excitées de flu

estant digerées par la chaleur, et expu
rs.

pour les maux qui occupent l'abdomen
ur, l'estomach en premier lieu y est extre
es douleurs et foiblesses causées d'intem
s sortes de coliques venteuses et humor
ions et opilations inueterées du foye et d
reas et du mesentere remplis souuent de g
e glandes pituiteuses de la figure et gr
, les tumeurs et duretez œdemateuses e
matrice aux femmes, les suffocations,
gaments de cette partie, les imbecillitez
tement et sterilité, et autres incommodi
vn grand soulagement, soit en beuuant l
enant le bain.

alement il ne se trouue point dans la mati
remede plus propre à soulager les malad
et des extremitez de tout le corps, que ce
ques, gonagres, podagres, chiragres, et t
uttes et douleurs arthritiques prouenant
s, y sont soulagées. Les infections du cuir,
y sont gueries et nettoyées. En vn m

ecessaire de sçauoir les cas où il s'en
emier lieu quoy qu'on ayt dit cy-deuant,
vne vertu singuliere et occulte ayent pr
aments chauds et bilieux, suiuant les ex
en a faites; neantmoins il est bon que c
ette complexion s'en abstiennent; si ce
estant long, et de difficile connoissance, e
medes ordinaires, on voulut, selon le dir
r Medecin Latin, *Anceps potiùs experiri r
ullum*. Les maigres aussi et les extenuez,
, soit par maladie, et ceux qui par angusti
par asthme, ou autrement, ont peine de r
ont mal de l'vsage de ces Bains. Comme a
op replets, esquels on doit craindre vne c
neurs, et quelque desordre de fluxion
e principale. De plus ceux qui sont atta
hemorrhagies, ou pertes de sang, de que
soit, suiuant le conseil du grand Hippoc
ism. 16. *Calidum frequentiore usu hæc in
carnis effœminationem, neruorum incont
iones sanguinis, animi deliquia, ad quæ*

EN QUEL TEMPS,

ET COMMENT IL FAUT PRENDRE LES BAINS

ET QUEL REGIME DE VIE ON DOIT Y TE

CHAPITRE VII.

ur satisfaire au premier point de ce Chapi
enir de ce qui a esté dit cy-deuant, que
Bains ne sont pas eschauffées des particuli
e la Lune et de Venus, ny mesme des ra
a demeure duquel sur nostre hemisphere
ntemps et l'Esté, n'est pas capable de leu
quelque autre chaleur et qualitez que ce
es feux sous-terrains et des mineraux su
onsequent elles sont tousiours en pareil e
chaudes ou plus froides, nonobstant le
et autres diuers changements de l'air.

pothymies, lipopsychies, cardialgies, ou
lebilitez tres-dangereuses.

deux saisons propres à se baigner, laqu
? L'on respond en general, s'il y a lieu
Printemps est preferable à l'Automne,
ier, eu égard aux temperamens, les sang
eront mieux de se baigner en Automne,
ng et le phlegme abondent moins en ce te
es bilieux et melancoliques, qui sont d'
et maigres, se baigneront au Printemps
n le sang domine, qui leur est tres-vtile
progrès de leur consumption.

ent, et quand se faut-il baigner? Il faut q
en et deuëment preparé à l'vsage de ces
nte de nuire plustost que de profiter.
onsiste en la purgation et saignée s'il
ou plethore; et l'vn et l'autre de ces r
s les escoles sont sur tous autres ap
tant qu'ils ne doiuent estre administrez
seront reglez par le conseil du Medeci
rtée d'vn chacun, eu égard à la comple
on coustume et façon de vie ordinaire d

autres la desirent et la supportent facilem

Mille hominum species, et rerum disco

l est donc besoin d'vn homme sçauant
ler tous ces differents, et pour prendre
tique des Eaux et des Bains, en voulant
tie, on ne nuira point aux autres; comme
yant dessein de fortifier l'estomach par l
x, on ne nuira point au foye ou à la ratte
ont d'vne temperature vn peu chaude, c
tre souuent; à quoy le Medecin present p
l'application des remedes defensifs exter
rafraichissants internes, et particulieremen
xact regime de vie.

uant au temps conuenable pour prendre l
st estimé le plus propre, et la premiere h
nt, apres toutes les euacuations naturelles
ach aura fait digestion des aliments du ior
pourquoy en se baignant il faut estre sob
et manger des viandes de facile digestion
ent se baigner deux fois le iour, doiuent
, et d'assez bonne heure, afin de rentrer

nel multùm et repente calefacere, aut refri-
ouis modo corpus mouere, periculosum
imium naturæ inimicum; quod verò pe
est, cum aliàs, tum maximè ubi ab uno a
st mutatio.

e totale desdits Bains est difficile à dete
e les maladies inueterées, comme les an
les sciatiques enuieillies, et les douleurs
ituelles, ont besoin de plus long temps,
nombre de Bains que les nouuelles, que
e guerir en leur naissance. Ainsi, où quin
our ces dernieres, qui est le temps que
decin Italien, determine pour la durée to
ds, les premieres souffriront bien trois se
ins par iour, si les forces le permettent.
e n'ignore que les sueurs n'arriuent
quefois demie heure, quelquefois vne heur
quoy sortant du Bain, il faut s'enuelopp
mettre au lict, attendant la sueur, qu'il
que temps, puis se faire tres-bien essuy
ent la teste et les emonctoires du corps,
ra de linges, demeurant encore vne dem

dreaux, cailles et cailletaux, et autres c
gne seront conuenables en ce temps-là.
oire sera du vin clairet bien meur, tremp
s ou bien de fontaine boüillie, puis raf
our ceux à qui le vin pourroit nuire, vne
ge fait auec l'eau, le sucre et la canelle.
our le dessert, les amandes douces, les au
s, les raisins de damas, les biscuits et
et l'anis legerement sucré seront fort pro
t se retirer de table tousiours avec appet
aouler, particulierement ceux qui desire
ux fois le iour.

a fin des Bains, comme la masse du sang
se trouue eschauffée, il sera bon d'ouurir
veine, notamment à ceux qui sont d'vne
guine et plethorique, comme la purgatio
à ceux en qui la cacochymie donnera d
et d'autant qu'elle ne peut estre que phle
ou melancholique, ce sera au Medecin d
ures et son temps, et d'ordonner le reme
nation des humeurs, qui feront l'vne ou
chimies.

e fort long temps sans boire de ces Eaux
eur grande chaleur en causoit l'auersio
uelque horreur ; soit à raison que l'exp
gereuse, ἡ δὲ πεῖρα σφαλερή, comme l'ens
pocrate, *Lib.* 1, *Aphorism.* 1, personne
en faire l'essay. Neantmoins depuis c
omme il a esté dit cy-deuant, la boisson
bon succez qu'on en a veu nous la fait
ent à plusieurs malades, et l'authoriser
isons ; dont la premiere est que ces Eau
s et eschauffées par des mineraux qu
ramollir, inciser, attenuer, resoudre, p
elles peuuent raisonnablement estre en
lies internes, qui prouiennent d'opilatio
soit du foye, de la ratte, et du mesent
de la matrice, et autres parties conte
ou ventre inferieur.

en parler en destail, ces Eaux prises e
rincipale source, se boiuent premierem
urs d'estomach causées d'intemperie fr

ere, siege ordinaire des maladies longues
ble allegement de cette boisson, d'aut
t desopile les veines, attenuë et purifie le
melancolique, incise le phlegme et le
sion; soit par le siege, soit par les vrines,
qui est tout ce qu'on peut esperer des si
et renommez que nous tirons du thresor
Elle est encore excellente contre l'icteri
ui prouient de l'obstruction de la vescie
qu'elle ouure et desopile le vaisseau choli
ant bouché, fait regorger le fiel en la v
par toutes les veines capillaires en l'h
ont il pallit et jaunit. Pour la mesme rais
uueraine contre la maladie des ieunes
r les Grecs χλώρωσις, et par les Latins
n, ce sont les pasles couleurs, lequel ma
ostruction des veines hysteriques par vn
rrestre, et melancholique. Pour la mesr
isson sert contre la retention inueterée
es duretez et tumeurs froides de l'amar
par autre voye estre gueries. Bref la plu

gatiues, comme l'experience nous l'appren
der les Bains, qui sont sudorifiques et co
lleurs la boisson de ces Eaux, et les Bai
ns des effets tout contraires : car les Eau
us par le siege que par autres voyes, e
nt les humeurs sont attirez de la super
les Bains au contraire par les sueurs qu'i
t du centre à la superficie. Or ces deux
traires ne se peuuent faire en vn mesm
coup troubler l'œconomie de tout le cor
nseillerois plustost à ceux qui ont besoir
tre, de se seruir durant huict iours des
nant que de pratiquer les Bains, estant ce
odique et plus raisonnable.

ose est à remarquer en l'vsage de cette l
e ceux qui sont gras et potelus, et qui p
t les veines petites et profondes, ne ren
si facilement par le siege, mais plustost
aussi est-il bon qu'il s'en abstiennent,
boire, que ce soit en petite quantité, et
s'y accoustument.

temps propre à boire ces Eaux, bien qu

le trop de nourritures, et non seulemen
nesaraïques, mais dans le foye, et de
de la veine caue, tant ascendante, que
l'habitude de tout le corps.

doit contenter d'en boire vne fois le io
de la boisson doit estre selon la portée et
mach d'vn chacun, car tel en boira plus fa
neuf verres, qu'vn autre quatre.

t commencer les trois premiers iours pa
s, continuer les trois suiuants par neuf,
r douze ou quinze, en telle sorte qu'apres
verres, on face vn tour de promenade, p
e trois autres verres et qu'on retourne à la
ntinuant cette methode iusques à l'entiere
nelque fois de quinze et de dix-huict verre
r tout il faut se donner garde si ces Eaux
sans s'arrester aux hypochondres, ny san
au quel cas il faudroit discontinuer la
les dites Eaux, ou par quelques lauem
remede hydragogue, comme est le l
n et l'Electuaire Diacarthami.

it pas disner que lesdites Eaux n'ayent

CHAPITRE IX.

n'ignore que la fin des Bains et de la
e Bourbonne ne soit pour le recouuren
ıais si tous ne l'obtiennent pas, ce n'es
en souuent, ny des Bains, ny des Eaux,
e preparation et disposition des corps,
des personnes et d'vne repugnance et
qu'elles ont à la pratique de ces remec
nature du mal ne le requiert pas, ou fin
es Bains et de ces Eaux comme des remec
les corps bien sains ne peuuent pas souf
Quæ sana sunt corpora, dit Hippocrate,
27, *medicationes ægré, molestéque fer*
ux qui n'ont aucun mal, et se baignent se
agnie, par delicatesse ou autrement,
et alterer leurs corps, et tomber en
e maladie, par quelque excez ou quelque
ux Bains ou en la boisson des Eaux, se
au temps de les prendre.

idents donc, qui peuuent suruenir en l'

sions, mouuements conuulsifs, et autres s
auroit lieu de faire vn liure entier, et n
e seulement, si l'on vouloit parler à fond
ladies et accidents. Mais pour couper
er pas les limites de ce petit Traicté, i'e
ulation et pratique aux Docteurs Medeci
oin et la conduite de leurs malades; Ce co
e pour ceux qui n'ont pas les moyens d'a
s auec eux, et pour les pauures destituez
e facultez.

dirons donc vn mot des moyens qu'il
npescher la suitte de ces accidents.

mmençant par ceux de la faculté natur
rons d'abord à la debilité d'estomach, a
d'appetit, d'autant que l'estomach estan
tout le corps, et le premier organe de
, ses maux ne peuuent estre de durée,
es les parties de leur genie et suc alime
e grand chemin à l'atrophie et consumpti
aux d'estomach prouiennent, ou de la tro
des Bains, et en ce cas il les faut prendre
u de quelque mouuement de la bile

f, symptome assez frequent à ceux qui pr
, mais pourtant tres-importun et fache
'ordinaire des fumées et vapeurs chau
du foye et autres visceres, et passant d
l'œsophague, conduit ordinaire du boire
eschauffe et desseiche, et leur fait desire
le leur vnique antidote. Cette soif proc
, et de tout le corps eschauffé, des gr
s faites par les sueurs, comme aussi de l
umant attiré par l'inspiration dans le p
e fausse soif ; car la vraye est celle qui re
erieur de l'estomach alteré et desseiché
s causes susdites. Si ce facheux sympt
ce poinct qu'il soit intolerable, il faut qu
quelques iours, s'abstenir des viandes sa
s patisseries, du vin fort et genereux, et
uceurs. Les eaux de veau, et les boüillon
auec les poulets ou la volaille, pris en q
en temps, et alterés des herbes rafraic
de laictués, pourpier, endiues, cichorée
zeille seront tres-propres pour bien-tost

remedes plus astringents ne sont pas co
d : mais en tout cela l'anis du Medeci
necessaire.

a constipation du ventre fort commune à
it des Bains, prouient ou de l'abondance
seichent tout le corps, ou de la nature
ude et seiche des visceres et des intestins.
, les vns se seruent de pilules vsuelles go
prennent enuiron vne heure deuant l'vn d
r la chambre. Les autres boiuent quelque
ine laxatiue, faite auec l'infusion du se
ectifs. Plusieurs vsent de boüillons de
eau, ou poullet, alterez d'herbes potager
efrigerantes. Les autres de lauements fa
ion des mesmes herbes, y dissoluant le
if, la casse auec le miel rosat et violat.

chaleur du foye et des reins sera tem
mes remedes qui ont esté emploiez pou
ces visceres eschauffez en sont la cause
oy on adiouste qu'il faut bien prendre g
sont de cette constitution, ne prennent l

de l'huile rosat, l'huile de myrthe, et
, dans lequel on trempera des linges, qu'
les parties plus abondantes en sueurs,
fois on y trempera vn drap tout entier, qua
resoult en sueurs diaphoretiques, comme
pratiqué en la personne d'vn fameux Med
ofesseur en l'Vniuersité d'Aix en Prouenc
plication de ce remede, estait reduit
il, par l'abondance de ces sueurs vniu

des parties vitales seront soulagez en ce
mier lieu aux fluxions sur le gosier, et
quent appellé dans les escholes Ptialism
npagnez de fiebure, la saignée sera nec
ux oppressions de poictrine et difficulté
s par vne colliquation d'humeurs tomba
intercostaux en partie, et en partie da
uspiraux des poulmons. Apres quoy les
s et pectoraux seront conuenables, com
roses, les tablettes de sucre rosat, le suc
s de capillaires, de tussilagine ou pas d'as
ables pour aider l'expectoration.

s'est point, ny purgé, ny saigné auparav
ment ces corps cacochymes et plethorique
soin. Sçauoir de plus si l'eau n'a point
aude pour le Bain en vn temperament se
us que les autres est susceptible du feu e
ir, le vent, ou le froid n'auroit point sur
sortie du Bain, les pores estant encore
uant mesme qu'il fut bien essuié. Final
int commis quelque erreur en la façon
ent au boire et manger; et ainsi des autre
etiques externes et primitiues, selon lesq
endra la connoissance certaine de la fiév
sa curation par indications methodiques
ntement et satisfaction de son malade.

Reste à pouruoir aux accidents de la fac
side au cerueau. Et premierement pour
santeurs de teste, si elles arriuent à des
ent cette partie naturellement chaude, c
es et bitumeuses leur seroient vn peu
urquoy il est tres-necessaire qu'vn chacu
turel, et examine auec son Medecin

tres tels que le Medecin iugera à prop

les veilles denotent vne intemperie sei
estoit qu'il y eut douleur ou inflammat
tie qui interrompit le sommeil : et cette
e s'augmente aisement par la chaleur
gnée d'vne faculté desiccatiue potentie
é dit cy-deuant. De plus, les soins, les e
sses, les mouuements de colere, et les
souuent les malades s'abandonnent, seru
accroissement.
dier et exciter le sommeil, il faut se ser
regime de vie refrigerant et humectant
des viandes et boüillons de veau, agne
illes, alterez d'herbes rafraichissantes, p
pourpier et de laictues, lesquelles her
edées en salade : et à l'heure du somm
lez, et laicts d'amande, auec les emulsi
nces froides seront souuent en vsage, com
rigerants, les laue-pieds faits auec les feui
oublon meslées et boüillies auec quan

ose d'astringent, qui empesche les vapeur
monter si promptement au cerueau : telle
in, le cotignat, la composte de verjus, gr
r, et du fruict de berberis ou espine-vi
ssi à mesme fin aualler deux cuilerées d'
ant d'oxycrate. Et il ne fant pas s'appliq
ieuse incontinant apres le repas, ny estre
is, au contraire, s'accoustumer à quelque
tissements, promenades, et recreations, e
yens qu'on inuentera pour empescher ce
, et qui se fait hors de temps.

es lassitudes vniuerselles (pourueu qu'ell
ntanées, d'autant que celles-cy presagen
ne sont pas de nostre suiet) serout gouue
seil de l'Hippocrate *Lib. 2. Aphorism.*
do corpus moueatur, simul ac laborare
tim lassitudinem leuat. Partant le repo
rritures et la moderation du Bain, sero
des à ces lassitudes.

inalement pour les conuulsions et mouue
, s'ils procedent de trop grandes euacu
oisson des Eaux, soit par les sueurs im

se sert souuent d'vne application et irri
aux qui sont jettées de haut sur les part
vne aiguiere ou bassin, laquelle irrigation
e, auant que finir ce Traicté nous en dir
itre suiuant.

DOVCHE, ET DE SON VSAGE.

CHAPITRE X.

n'ont point de nom propre pour exprim
che, qui semble tirer son origine du mot la
nifie mener et conduire, d'autant qu'il f
ire l'eau des Bains toute chaude par diu
receuoir aux parties qui en ont besoin. F
s Medecins Italiens *Ducia*, et le Franç
mment Douche, qui vaut autant à dire c
Embrocation, terme vsité aux boutiques c

quelque endroit particulier, causées par h
pour ne nuire aux parties voisines, qui n
n pareil eschauffement, n'estant pas in
nblables indispositions.

Son vsage plus commun est pour le cerue
rties duquel l'eau s'applique, suiuant la va
i l'affligent. Ainsi pour le catarrhe, cepha
teste inueterée, pour ceux qui ont eu c
ant-coureurs d'epilepsie ou apoplexie, il
le deuant de la teste ou la commissure
nt les deux sutures coronale et sagittale
ur la stupeur, paralysie, le catoche et c
ralement pour toute sorte de debilitez d
umeurs froides, il la faut appliquer sur
ure de la teste, et sur la nuque ou chain

Le temps commode en general pour rece
depuis le Printemps iusques à l'Autom
ier, c'est le matin à ieun, et sur le vesp
nze iours, plus ou moins, suiuant la gran
succez que le malade en aura ; et à cha
re suffira, ou plus, ou moins suiuant les
es à ce que l'on sente manifestement que

ont la teste vn peu chaude s'abstiendro
raınte d'alterer le cerueau, ou d'exciter s
elque fluxion dangereuse, par vne tr
t subtilité d'humeurs.

aire Traicté des Eaux et des Bains de Bo
à sa fin, sous les fauorables auspices
de bon œil (Amy Lecteur) si tu veux ob
adiouster vn iour les questions et reche
qui t'ont esté promises par l'Imprimeur
esent Traicté.

A Longres, ce premier Aoust 1658.

www.ingramcontent.com/pod-product-compliance
Ingram Content Group UK Ltd.
Pitfield, Milton Keynes, MK11 3LW, UK
UKHW021508260726
13993UKWH00004B/1605

9 782329 263038